Carlos F. Quesada Molina
Alba Henares Rodríguez
María de los Desamparados Palacios Mellado

Patología de cadera en edad pediátrica

Carlos F. Quesada Molina
Alba Henares Rodríguez
María de los Desamparados Palacios Mellado

Patología de cadera en edad pediátrica

Displasia del desarrollo y cadera dolorosa

Editorial Académica Española

Publisher:
Editorial Académica Española
is a trademark of
International Book Market Service Ltd., member of OmniScriptum Publishing Group
17 Meldrum Street, Beau Bassin 71504, Mauritius
Printed at: see last page
ISBN: 978-620-3-03791-3

ÍNDICE

$$\boxed{\textbf{CAPÍTULO 1}}$$

$$\textbf{DISPLASIA EVOLUTIVA DE CADERA}$$

Introducción

La Displasia evolutiva de la cadera (DEC) es una alteración de la articulación coxofemoral que da lugar a una deformidad en la que la cabeza femoral está parcialmente fuera del acetábulo (subuxación), totalmente fuera del acetábulo (subluxación) o bien en una situación en la que la cabeza entra y sale (inestabilidad). El término DEC incluye también una serie de anomalías radiológicas que indican displasia en el desarrollo del acetábulo o de la cabeza femoral. No todos estos hallazgos están presentes en el momento del nacimiento, por eso se sustituyó el término clásico de luxación congénita de la cadera (LCC) por displasia de desarrollo o DEC.

El tratamiento y el pronóstico dependerán fundamentalmente de la precocidad del diagnóstico. El desarrollo de la articulación coxofemoral comienza en la etapa embriofetal, ya que la presión de la cabeza femoral sobre el acetábulo contribuye a su troquelado en bóveda. Pero seguirá su desarrollo en la época postnatal, formándose el labrum, que circunda el acetábulo óseo, haciéndose más profunda la cavidad. La evolución del 60-80% de las displasias evolutivas de caderas detectadas en los exámenes clínicos evolucionan favorablemente de forma espontánea en 2-8 semanas y el 90% de las ecográficamente positivas serán normales 1,5-6 meses después. Se presupone una incidencia del 1-1,5 por mil de caderas luxadas y un 10-15 por mil si se incluyen las caderas luxables o inestables. En caso de ausencia de tratamiento, en 12 meses, podrían evolucionar hacia una incapacidad grave, pero fácil de evitar.

Hay tres factores mayores de riesgo o fundamentales:

1. Sexo femenino: relacionado con la sensibilidad a los estrógenos producido en el feto femenino y aumento de relaxina, que provoca un aumento de la laxitud ligamentosa (frecuencia 2:1 mujeres respecto a varones).

2. Presentación en podálica: presentando mayor riesgo si se asocia a extensión de rodillas (nalgas puras).

3. Antecedentes familiares de DEC: el riesgo aumenta cuando hay algún hermano afectado a un 6%, si está afectado uno de los padres al 12% y un 36% si están afectados un hermano y uno de los padres.

Hay otros factores de riesgo menores que deben ser tenidos en cuenta (alteración entre "continente" y "contenido"): macrosomía fetal, gestación múltiple, madre primípara, presencia de miomas uterinos, útero bicórneo, oligohidramnios, amniocentesis o edad materna avanzada. Además, la DEC puede asociarse a: tortícolis muscular congénita, asimetría facial, plagiocefalia, pie talo valgo o metatarso varo. Sin embargo, el parto por cesárea no se considera factor de riesgo. Ante la presencia de, al menos, dos de estos factores, se recomienda la realización de una ecografía de caderas.

Exploración física

La exploración clínica es la clave del diagnóstico precoz. Aunque existen programas de cribado neonatal, se siguen diagnosticando luxaciones de cadera en etapas avanzadas del crecimiento y el desarrollo. Un retraso en el tratamiento supone una peor evolución clínica y obliga a tratamientos más agresivos.

La primera exploración de las caderas deberá realizarse en el periodo neonatal precoz, es decir desde el nacimiento hasta la primera semana de vida. Posteriormente, la exploración sistemática de la cadera deberá estar incluida se incluirá en todos los controles del programa de salud infantil que se realicen durante el primer año de vida.

Las manifestaciones clínicas de la DEC dependerán de la edad del niño:

• Recién nacido:

En el recién nacido pueden encontrarse signos de inestabilidad que se ponen de manifiesto al realizar las maniobras de Barlow y Ortolani.

- La maniobra de Ortolani pretende comprobar la reducción de una cadera previamente luxada. Se realiza con el recién nacido en decúbito supino, relajado y flexionándole las caderas y rodillas a 90° a base de pinzarle el muslo entre el pulgar del explorador por la cara interna y el segundo y tercer dedo que apretarán el relieve del trocánter. Se abduce el muslo y se estira hacia el borde acetabular mientras se presiona el trocánter hacia dentro con el segundo y tercer dedo. Si existe luxación y se reduce, se percibirá un "cloc" fuerte y se notará el resalte del muslo que se alarga. La percepción de un chasquido, crepitación o "clic" es normal y no tienen significación clínica. La maniobra de Ortolani positiva traduce una luxación. Ante la positividad de la maniobra de Ortolani se realizará ecografía de caderas y deberá ser valorado de forma urgente por un traumatólogo pediátrico. También puede plantearse una derivación directa sin confirmación ecográfica.

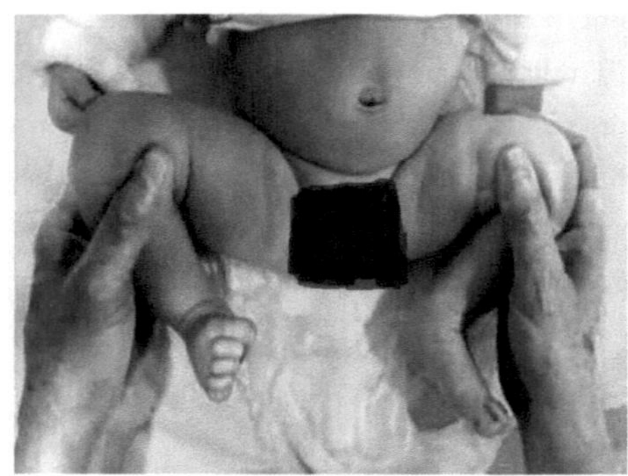

Imagen 1.1. Signo de Ortolani: su presencia indica que la cadera femoral está luxada. La maniobra se realiza abduciendo la cadera a la vez que se hace presión sobre el trocánter mayor.

- La maniobra de Barlow consiste en comprobar la luxabilidad de una cadera reducida. Se aplica con el recién nacido en decúbito supino, con las caderas en abducción de 45°. Mientras una cadera se fija a la pelvis, la otra se movilizará suavemente en aducción y abducción intentando deslizarla sobre el borde acetabular, intentando luxarla al aducir, empujando con el pulgar el cuello del fémur hacia fuera y hacia atrás mediante una presión axial sobre la diáfisis, y luego reduciéndola en abducción. La maniobra de Barlow traduce una cadera luxable o displásica. Es importante tener en cuenta, que en recién nacidos por debajo de las 4-6 semanas de vida y debido a la hiperlaxitud articular, una cadera luxable puede ser normal. Lo patológico es la persistencia de esta inestabilidad, por lo que, si un recién nacido presenta una cadera luxable en las primeras semanas de vida, hay que realizar un seguimiento clínico y, en caso de persistencia, se deberá remitir al especialista en ortopedia infantil y/o confirmarlo realizando una ecografía de confirmación en torno a la 6ª semana de vida.

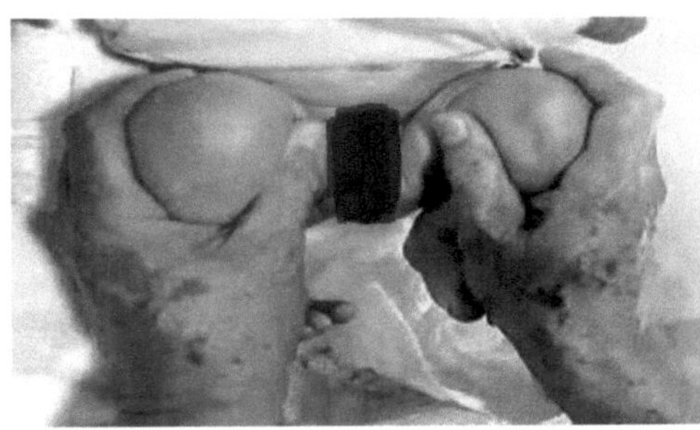

Imagen 1.2. Signo de Barlow: indica que la cadera está reducida, pero es fácilmente luxable. La maniobra se realiza con la cadera en flexión de 90°, traccionando longitudinalmente hacia posterior con ligera aducción de cadera.

A partir de los 2-4 meses, estos signos de inestabilidad pierden sensibilidad, pasando a observarse signos indirectos, como la rigidez de cadera por contractura de la musculatura aductora. La asimetría de pliegues: tiene un escaso sino nulo valor diagnóstico de la displasia de cadera siendo, sin embargo, causa muy frecuente de derivaciones hospitalarias y de realización de pruebas complementarias. Aproximadamente, un 30% de niños sanos presentan una asimetría de pliegues en la zona perineal.

• Niño no deambulante:

- Limitación de la flexo-abducción de cadera: la asimetría en la exploración se debe a una contractura de la musculatura aductora en la cadera con displasia de cadera. Si se observa una flexo-abducción bilateral menor a 60°, se debe sospechar DEC bilateral.

Se pueden dar contracturas en aducción unilateral sin DEC, en casos de oblicuidad pélvica congénita.

- Signo de Galeazzi: se observará un acortamiento del muslo con displasia al colocar al niño con las caderas y rodillas flexionadas. En casos bilaterales, no se observará esta asimetría.

- Discrepancia de longitud relativa de miembros inferiores. Habitualmente, se observa distancia entre los maléolos mediales para ver si existe discrepancia. Se puede realizar medición desde el ombligo a ambos maléolos internos, o la distancia entre espina iliaca antero-superior a maléolo medial. Se repetirán dichas mediciones 3 veces.

La validez de la exploración clínica es baja, sobre todo su especificidad, por lo que existen falsos positivos y siempre hay que confirmar mediante estudios complementarios.

• Niño deambulante:

Cuando el niño es capaz de caminar presenta una evidente cojera por claudicación de la articulación. La marcha será en Trendelenburg, debido a la insuficiencia del glúteo medio en la cadera luxada: se produce una caída de la hemipelvis contralateral a la de apoyo. Es típica la marcha de pato con hiperlordosis, en casos de DEC bilateral. Además, se podrá observar una limitación de la abducción. También está presenta el signo de Galeazzi, como consecuencia de la discrepancia relativa de longitud de ambos miembros inferiores.

Pruebas complementarias

La ecografía de cadera es la prueba de elección en las primeras semanas de vida. Se trata de una prueba poco costosa, efectiva, no invasiva e inocua, que permite realizar un diagnóstico de displasia de cadera precozmente. En algunos países, se realiza a todos los recién nacidos como "screening" de la población.

Debe realizarse en casos de:

- Antecedentes familiares de DEC.
- Posición de nalgas durante el embarazo.
- Embarazo gemelar.
- Exploración física con hallazgos patológicos.

El resto de factores históricamente asociados a un cierto mayor riesgo de displasia evolutiva de caderas se consideran elementos que obligan a una exploración física muy atenta, pero no justifican la práctica sistemática de una ecografía, puesto que no se ha podido aún comprobar una asociación significativamente mayor. Entre estos factores se encuentran la prematuridad, macrosoma, el parto a través de cesárea, oligoamnios durante el embarazo y deformidades posturales (pies zambos, talos y metatarso aducto rígido), deformidades faciales, plagiocefalia, escoliosis postural neonatal y, en general, cualquier tipo de malformación congénita.

En cuanto al momento idóneo para su realización, se recomienda hacia las 6 semanas de vida (entre las 4 y las 8 semanas). No antes de las cuatro porque la inmadurez fisiológica aumenta la proporción de falsos positivos, y no después de las ocho, pues el tamaño de los transductores dificultará su uso. La ecografía de cadera debería realizarse en centros con experiencia, puesto que se trata de una prueba observador dependiente. Debe realizarse con el recién nacido o lactante en decúbito lateral y con la cadera en flexión unos 30-40°. La ecografía visualiza el rodete acetabular cartilaginoso que, en el niño normal cubre un mínimo del 60% de la cabeza femoral y en el patológico menos del 50%. Se considerará ecografía normal en caso de observar caderas tipo I o IIa, según la clasificación de Graf; considerando la ecografía alterada en caderas tipo IIb en adelante según dicha clasificación.

Tabla 1.1. Clasificación de Graf en ecografía de caderas.	
Caderas normales. Sin indicación de tratamiento.	
Caderas tipo I	Techo óseo bueno, techo cartilaginoso envolvente, ángulo alfa igual o mayor de 60°, ceja ósea angular.
Caderas tipo IIa	Techo óseo suficiente, techo cartilaginoso envolvente, ángulo alfa 50-59°, ceja ósea redondeada (en niños menores de 12 semanas de vida).
Caderas anormales. Con indicación de tratamiento	
Caderas tipo IIb	Igual a las tipo IIa pero en niños mayores de 12 semanas.
Caderas tipo IIc	Cadera ecográficamente inestable, aunque está centrada, con techo óseo insuficiente, ángulo alfa 43-49°, ceja ósea redondeada o plana y ángulo beta 65-77°.
Caderas tipo IId	Descentrada, con techo óseo insuficiente, ángulo alfa 43-49°, ceja ósea redondeada o plana y ángulo beta mayor de 77°. Es la primera etapa de la luxación.
Caderas tipo IIIa	Cadera descentrada, cabeza femoral luxada, techo óseo malo, ceja ósea plana, techo cartilaginoso desplazado hacia craneal, cartílago hialino del techo econegativo.
Caderas tipo IIIb	Cadera descentrada, cabeza femoral luxada, techo óseo malo, ceja ósea plana, techo cartilaginoso desplazado hacia craneal, cartílago hialino del techo ecogénico (alterado en su estructura).
Caderas tipo IV	Descentradas, con techo óseo malo y techo cartilaginoso desplazado hacia caudal en dirección al cotilo primitivo.

A partir de los 4-6 meses de edad, se produce la osificación de los núcleos cefálicos, siendo la prueba de elección la radiología simple de caderas (proyección anteroposterior de pelvis) o en posición Van Rosen (en decúbito supino con abducción y rotación externa de 45°). Antes de esa edad, la radiografía no visualiza el componente acetabular cartilaginoso y puede inducir a errores. Debe quedar simétrica, bien centrada, con los agujeros obturadores de la misma anchura, con las metáfisis femorales proximales iguales y pudiendo visualizar los trocánteres menores.

Tabla 1.2. Líneas, ángulos y distancias para la interpretación de la radiografía de caderas.	
Línea de Hilgenreiner	Línea horizontal que pasa por los cartílagos trirradiados, tangente al borde inferior de la porción iliaca del hueso iliaco.
Línea tangente al acetábulo óseo	Parte del cartílago trirradiado.
Línea de Perkins	Línea vertical que pasa por la parte más externa del techo acetabular y que es perpendicular a la línea de Hilgenreiner.
Ángulo acetabular	Dado por la línea de Hilgenreiner y la línea tangente al acetábulo. Este ángulo mide 30° como promedio al nacimiento. Se considera patológico (displásico) un ángulo mayor de 36° al nacer y mayor de 30° a los 3 meses de edad. El ángulo acetabular disminuye 0,5-1° por mes aproximadamente, lo que indica que el acetábulo se sigue desarrollando y que a los 2 años debe estar por lo menos en 20°.
Relación de la línea de Perkins con la metáfisis femoral	La metáfisis femoral (si aún no ha aparecido el núcleo epifisario), se divide en 3 porciones. Normalmente la línea de Perkins debe cruzar la porción media o externa. Si dicha línea cae por la porción medial (interna), existe subluxación, y si cae más adentro, la cadera estará luxada.

Línea de Shenton o arco cérvico-obturatriz	Al prolongar la línea curva que sigue el bode inferior del cuello femoral, debe seguir en forma armónica con el borde superior del agujero obturador. Si este arco está quebrado, es signo de ascenso de la cabeza femoral.
Núcleo de osificación de la cabeza femoral	Cuando aparece, se relaciona su ubicación con la línea de Perkins y la de Hilgenreiner. Estas 2 líneas forman 4 cuadrantes en el acetábulo y el núcleo debe estar ubicado en el cuadrante ínfero-interno.

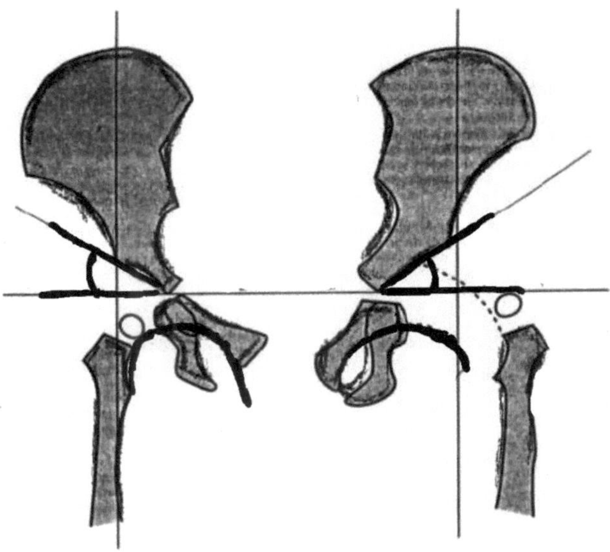

Imagen 1.3. Aspectos radiológicos de la DEC.

Tratamiento

El tratamiento precoz es de gran importancia de cara a evitar posibles complicaciones que se derivarían de un mantenimiento de una cadera luxada en el tiempo, A partir de los 2-3 meses, se produce una contractura de los tendones aductores de cadera que volverían irreductible la luxación y, por consiguiente, el tratamiento quirúrgico se complicaría en gran medida.

La malformación o displasia acetabular ocurrirían, por su parte, ante una luxación no tratada durante más de 4 años.

El objetivo del tratamiento es conseguir una reducción concéntrica de la cabeza femoral. El plan de actuación dependerá en qué rango de edad se encuentre el niño o la niña.

A) Entre 0-6 meses:

En este rango de edad, se coloca un arnés de Pavlik tras realizar un diagnóstico precoz de la displasia del desarrollo de la cadera. La posición idónea consistiría en una flexión de 100° y una abducción de 45°.

A las 3 semanas es preciso comprobar la correcta reducción con la realización de una ecografía.

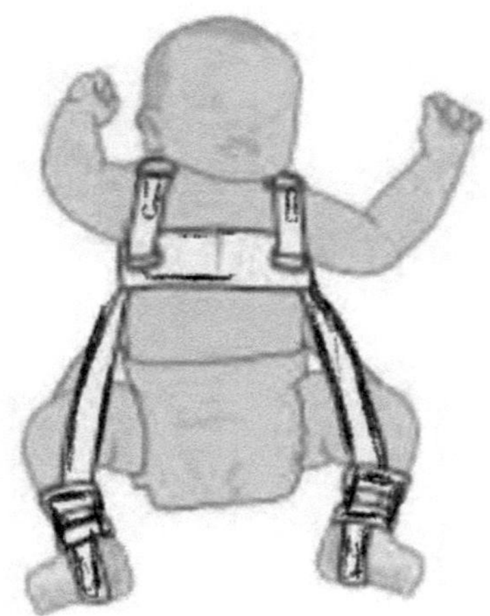

Imagen 1.4. Arnés de Pavlik.

El uso del arnés de Pavlik deberá realizarse durante todo el día y toda la noche, exceptuando aquella hora en la que va a lavarse. La duración será de 3 meses, si la valoración es compatible con la normalidad.

Si se lleva a cabo el diagnóstico y el tratamiento a partir del mes de vida, la duración del tratamiento será el doble de la edad en meses en la que se le coloca el arnés en pacientes a partir de 4 meses.

Tabla 1.3. Duración del empleo del arnés de Pavlik.	
Edad	**Duración**
Recién nacido	3 meses
3 meses	3 meses
4 meses	8 meses
5 meses	10 meses

Sin embargo, existen situaciones que complicarían o impedirían el uso del arnés de Pavlik, entre otras:

- Edad superior a los 9 meses.
- Artrogriposis.
- Mielomeningocele.
- Ehlers-Danlos.
- Poca adherencia terapéutica por parte de los padres.

Si transcurridos 3 meses no se evidencia reducción de la cadera, se realizará una reducción cerrada con comprobación mediante artrografía y estabilización con yeso pelvipédico acompañado si fuese necesario de tenotomía de aductores. El uso prolongado del arnés en una posición no concéntrica de la cabeza conlleva complicaciones, entre ellas, la "enfermedad por el arnés de Pavlik" en la que la posición alta de la cabeza femoral acaba erosionando la pared supraacetabular.

Los resultados son excelentes con el uso del arnés de Pavlik en los niños recién nacidos, reduciéndose en niños mayores a partir de 1 mes de vida. Sin embargo, su uso también conlleva un retraso en el desarrollo acetabular.

Una regulación anómala en el uso del arnés condicionando una excesiva flexión de la cadera puede acarrear una luxación inferior de la cabeza femoral o una parálisis del nervio femoral. La colaboración de los padres, así como su entendimiento de la patología y del tratamiento, es esencial para un uso correcto del arnés.

La necrosis avascular de la cabeza femoral presenta una prevalencia muy baja y se relaciona, sobre todo, con caderas luxadas durante cierto tiempo.

B) Entre 6-18 meses:

En este rango de edad se realiza la artrografía y reducción cerrada, seguida de la colocación de un yeso pelvipédico, asociado o no a la tenotomía de aductores. Estos procedimientos se llevarían a cabo si el empleo del arnés de Pavlik falla en el rango de edad anterior o si se descubre la cadera luxada en este rango de edad.

La artrografía tiene su utilidad en determinar si la cadera está luxada y observar si se intreponen estructuras anatómicas en su reducción. Se realiza con anestesia general.

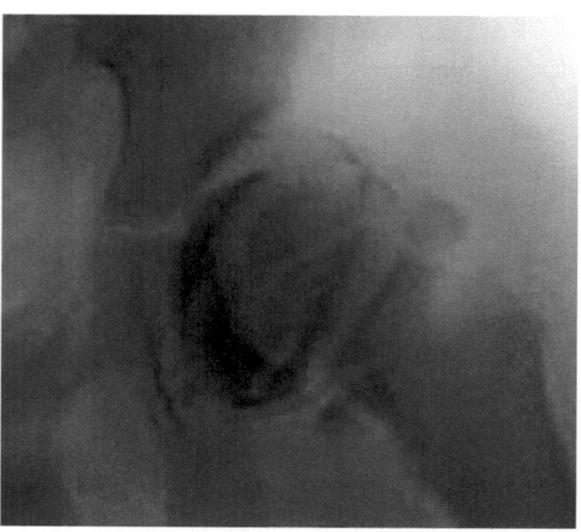

Imagen 1.5. Artrografía de cadera.

La reducción cerrada se consigue aplicando una abducción con la cadera en 90° de flexión. En este momento es preciso determinar cuánto de estable es la cadera; para ello, realizaremos determinadas maniobras para luxar de nuevo la cadera, como la aducción y la extensión. De esta manera, se constituye la "zona de seguridad de Ramsey", en el que se anota los grados de aducción en los que la cadera permanece concéntrica en comparación con el rango total del movimiento. También, este ángulo nos llevará a plantearnos la necesidad de acompañar este acto con una tenotomía de aductores, en función de la estrechez de esta zona de seguridad.

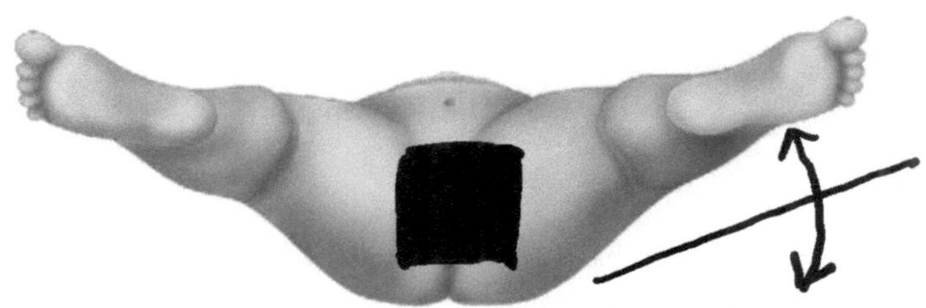

Imagen 1.6. Zona de seguridad de Ramsey.

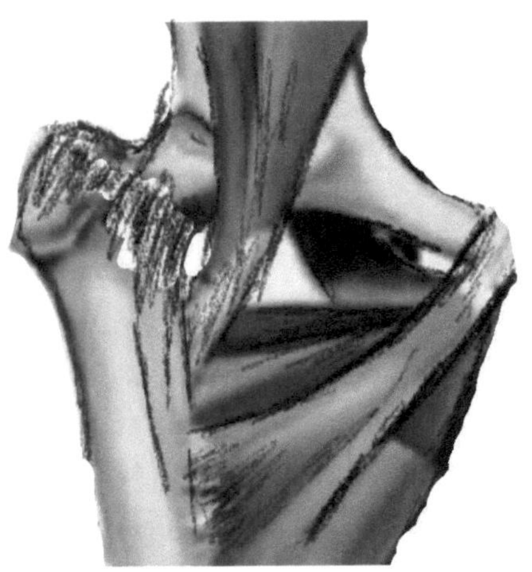

Imagen 1.7. Anatomía de los aductores.

Tras comprobar la estabilidad de la cadera, se coloca un yeso pelvipédico con los mismos grados de angulación mencionados para el arnés de Pavlik. La duración de este tratamiento será durante aproximadamente 3 meses, comprobando a las 6 semanas la estabilidad de la cadera nuevamente en quirófano.

Para comprobar la reducción de la cadera en el postoperatorio se realizará un TAC de control.

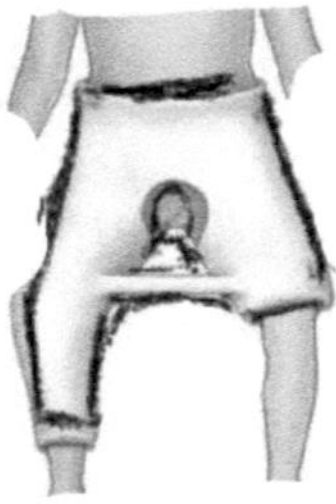

Imagen 1.8. Yeso pelvipédico.

C) Entre 6-18 meses:

En este rango de edad, al descubrir la cadera luxada, suele ser necesaria una reducción abierta. También, se llevaría a cabo en aquellos pacientes del grupo del rango de edad anterior en los que la cadera es demasiado inestable tras el intento de reducción cerrada.

A este acto se puede asociar una osteotomía de Salter para aumentar la congruencia acetabular.

D) Entre 3-8 años:

En este rango de edad se pueden realizar una serie de acciones: reducción abierta, osteotomía de acortamiento y desrotación femoral y osteotomía acetabular.

Tras la intervención quirúrgica, se realizará una inmovilización con un yeso pelvipédico durante 12 semanas.

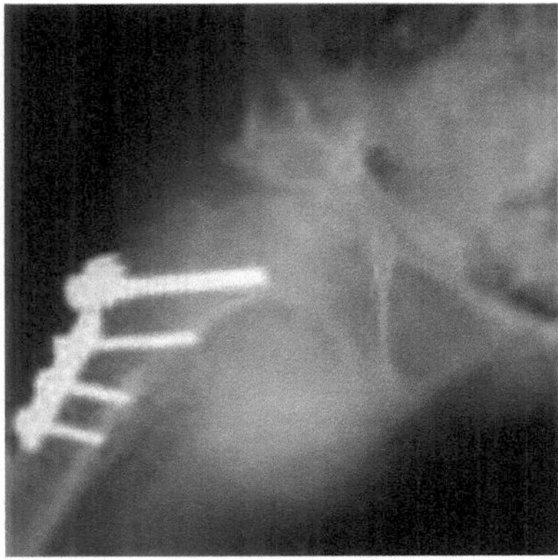

Imagen 1.9. Osteotomía de fémur.

Entre las osteotomías acetabulares que se pueden llevar a cabo nos encontramos con la osteotomía de Salter, Pemberton y Dega.

La osteotomía de Salter es la que más se utiliza y se puede realizar a partir de los 18 meses. Es una osteotomía que alcanza la escotadura ciática mayor para permitir la rotación pélvica. Precisa de la interposición de un injerto óseo y estabilización con agujas de kirschner.

La osteotomía de Peberton, a diferencia de la anterior, es una osteotomía incompleta que respeta la cortical de la escotadura ciática mayor, permitiendo un fulcro para girar y modificar el acetábulo.

Tanto la osteotomía de Pemberton como la de Dega consiguen una disminución del volumen acetabular.

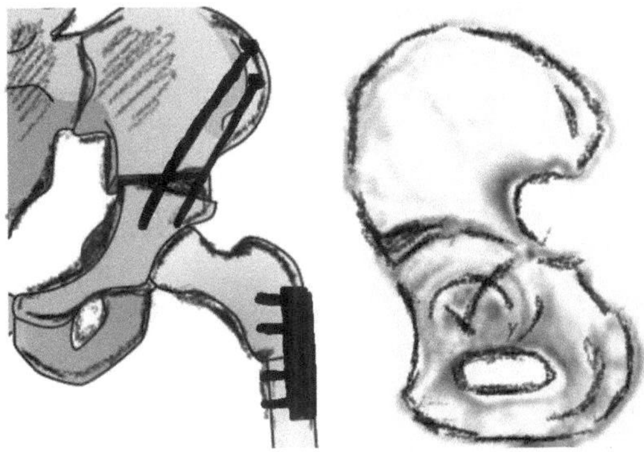

Imagen 1.10. Osteotomía de Salter (izqierda) y Pemberton (derecha).

<table>
<tr><td colspan="2" align="center">Tabla 1.4. Pautas de tratamiento para la displasia del desarrollo de cadera.</td></tr>
<tr><td align="center">0-6 meses</td><td align="center">Arnés de Pavlik.
Control ECO</td></tr>
<tr><td align="center">6-18 meses</td><td align="center">Artrografía + Reducción cerrada + Yeso pelvipédico
+- Tenotomía de aductores
Control TAC</td></tr>
<tr><td align="center">18-36 meses</td><td align="center">Reducción abierta
+- Osteotomía de Salter</td></tr>
<tr><td align="center">3-8 años</td><td align="center">Reducción abierta + Osteotomía de acortamiento y desrotadora femoral + Osteotomía acetabular</td></tr>
</table>

REFERENCIAS BIBLIOGRÁFICAS

- Sánchez Ruiz-Cabello FJ. Cribado de la displasia evolutiva de cadera. En Recomendaciones PrevInfad / PAPPS.
- Pediatr Integral 2019; XXIII (4): 176 – 186.
- Lehmann HP, Hinton R, Morello P, Santoli J; Commitee on Quality Improvement, Subcommitee on Developmental Dysplasia of the Hip. Normativa de práctica clínica: Detección precoz de la displasia del desarrollo de la cadera. Pediatrics (Ed Esp). 2000;49:4270-9.
- Shorter D, Hong T, Osborn DA. Screening programmes for developmental dysplasia of the hip in newborn infants. Cochrane Database Syst Rev. 2011; (9): CD004595.
- Boere-Boonekamp MM, Verkerk PH. Screening for developmental dysplasia of the hip. Semin Neonatol. 1998; 3: 49-59.
- Shipman SA, Helfand M, Moyer VA, Yawn BP. Screening for developmental dysplasia of the hip: a systematic literature review for the US Preventive Services Task Force. Pediatrics.2006;117(3):e557-76.
- Gobierno de Chile. Ministerio de Salud. Guía Clínica. Displasia luxante de cadera: diagnóstico y tratamiento precoz. Santiago: Minsal; 2010.
- Delgado Martínez AD. Cirugía ortopédica y traumatología. 4ª ed. España: Panamericana; 2018.
- Schünke M, Schulte E, Schumacher U, Voll M, Wesker K. Prometheus texto y atlas de anatomía. Vol 2. 1ª ed. España: Panamericana; 2005.

CAPÍTULO 2

ENFERMEDAD DE PERTHES

Introducción

La enfermedad de Perthes es una necrosis avascular idiopática de la cabeza del fémur. También se le suele denominar coxa plana porque la característica principal es la pérdida de la esfericidad de la cabeza femoral.

Al nacer la cadera del niño no está completamente desarrollada y será necesario pasar por diferentes etapas hasta alcanzar la forma adulta definitiva. La llegada de sangre al cotilo está bien asegurada. Sin embargo, en la cabeza femoral, al estar situada profundamente en el interior de la articulación, la irrigación es más compleja. El único aporte vascular al núcleo cefálico a esas edades es a través de ramas epifisarias de la arteria circunfleja posterior, vulnerables al transcurrir por la sinovial o al atravesar la cáscara cartilaginosa que rodea al núcleo óseo capital.

La enfermedad de Perthes se produce por un déficit de la irrigación sanguínea a la cabeza del fémur, lo que provoca la necrosis de parte del hueso, haciéndolo más frágil y provocando así el aplanamiento de la cabeza femoral. El hueso necrosado es reabsorbido y se inicia la llegada de nuevos vasos sanguíneos a la cabeza femoral. El hueso vuelve a reconstruirse en un proceso que puede tardar entre 3 y 4 años. Al final, la nueva cabeza femoral estará formada por hueso duro que podrá tener una forma igual a la original (esférica y correcta) o quedar deformada e incongruente con el acetábulo.

Aunque la etiología es desconocida, se han relacionado varias causas multifactoriales (sinovitis previas, microtraumatismos recurrentes, factores genéticos, constitucionales o ambientales). Ninguno de ellos ha podido ser demostrado.

La edad más frecuente de presentación es entre los 3 y los 12 años, con un pico de incidencia entre los 5 y los 7 años. La incidencia es de 1/10 000 niños. Los varones caucásicos son los más afectados, con una proporción 4:1 respecto a las mujeres. Sin embargo en las niñas el pronóstico es peor. Puede ser bilateral hasta en un 20% de los casos. La bilateralidad nunca es sincrónica, de forma que, cuando está en fase de reosificación una cadera, se inicia en la contralateral· El diagnóstico de sospecha se establece ante cojera subaguda y dolor en cadera o referido a rodilla de tipo leve-moderado.

Clínica

Las primeras manifestaciones de la enfermedad son molestias o discreto dolor a nivel de la cadera, de la ingle y en el 25% de los pacientes del muslo o de la rodilla, siguiendo el trayecto del nervio obturador. Este dolor se acompaña de una cojera más o menos acentuada. Generalmente son los padres los que notan claudicación al caminar. A menudo no saben precisar el momento de aparición. No es infrecuente que pueda ser de semanas o de meses. Esta cojera es antálgica, de zancadas y fases de apoyos cortos, que aumenta con el ejercicio. Pocas veces tiene como antecedente una sinovitis y el 70% refieren un traumatismo previo. El dolor no suele ser incapacitante y se presenta durante la actividad física y desaparece totalmente en reposo.

Con el tiempo el niño pierde movilidad de la cadera sobre todo para la abducción y la rotación interna. Puede observarse una contractura en flexo de la cadera, con contractura de los músculos aductores y del psoas ilíaco; así como hipotrofia o atrofia del muslo, los gemelos y la nalga, lo que puede provocar una cierta dismetría de miembros inferiores. La palpación profunda anterior y posterior de la cadera produce dolor. El niño suele estar afebril[7].

Los exámenes de laboratorio no muestran alteraciones valorables, el hemograma suele estar normal y tan solo puede haber un aumento discreto de la velocidad de sedimentación y de la proteína C reactiva.

Diagnóstico

El diagnóstico se confirma a través de estudios de imagen (radiografía o resonancia magnética), teniendo en cuenta que las radiografías iniciales suelen ser normales por lo que no permiten un diagnóstico precoz.

- Radiografía:

Las imágenes radiográficas son el método más común para iniciar el estudio de una coxalgia o una cojera. Se trata de un método accesible, barato y relativamente fácil de interpretar. En el estudio de enfermedad de Perthes se deben solicitar proyección anteroposterior y laterales en posición de Lauenstein.

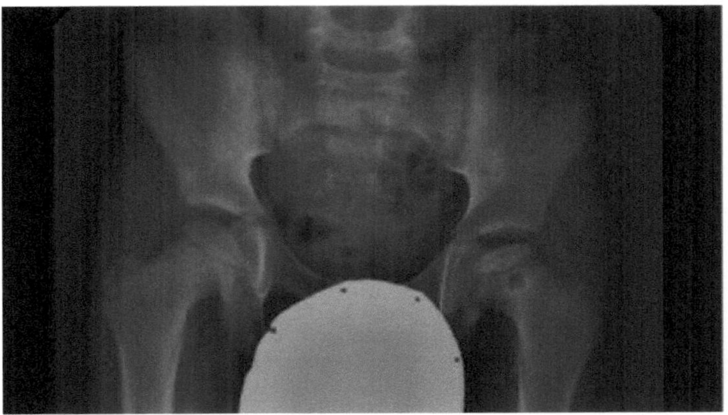

Imagen 2.1. Radiografía que muestra la enfermedad de Perthes en la cadera izquierda.

Desde el punto de vista radiológico, el proceso de isquemia y posterior regeneración del hueso se ha dividido en distintas fases que hacen referencia a los cambios anatómicos del fémur. La identificación de la fase en la que se encuentra el proceso es importante en el tratamiento y el pronóstico.

- <u>Fase inicial o de necrosis:</u> Se produce la interrupción del aporte vascular y comienza la necrosis ósea. Desde el punto de vista radiológico, existe un aumento del espacio articular (signo de Waldenström) secundario a una fractura subcondral. Este es el signo radiológico más precoz.

- <u>Fase de fragmentación:</u> Comienza la reabsorción del hueso necrótico. Radiológicamente se observan islotes óseos, los centrales se condensan y los laterales sufren osteólisis produciendo una imagen atigrada.

- <u>Fase de reosificación</u> La densidad se desplaza en sentido contrario. La epífisis es invadida por vasos, se reabsorben los islotes densos y se forma tejido óseo rarefacto que luego se trabecula. Se inicia la reparación con desaparición de la osteolisis metafisaria.

- <u>Fase final o de curación:</u> Se sustituye de forma completa el hueso necrótico por hueso nuevo. El hueso neoformado tiene una consistencia más débil por lo que puede remodelarse de modo que la morfología de la cabeza femoral se adapte a la forma del cotilo o no. Este proceso no será definitivo hasta el final de la maduración ósea.

Se han desarrollado varios sistemas de clasificación y estadificación radiológica diferentes, que describen predominantemente la osteonecrosis de la cadera, para proporcionar información sobre la extensión de la enfermedad y el riesgo de progresión y, por lo tanto, ayudar a guiar las decisiones de tratamiento.

Uno de estos primeros sistemas de clasificación fue el de Catterall, que divide la afectación de la cabeza femoral en 4 tipos en función de los datos aportados por la radiografía simple.

Tabla 2.1. Clasificación de Catterall.
Tipo I: Afectación anterior del 25%.
Tipo II: Afectación del 50%, clara demarcación entre segmentos sanos y enfermo.
Tipo III: Afectación del 75%, secuestros de gran tamaño.
Tipo IV: compromiso de toda la cabeza.

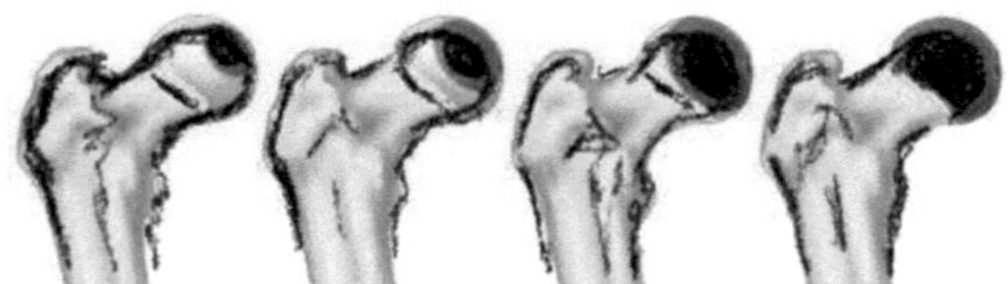

Imagen 2.2. Clasificación de Catterall.

Esta clasificación ha sido durante muchos años el punto de referencia en la enfermedad de Perthes. Sin embargo ha demostrado una gran variabilidad inter-observador y un valor pronóstico limitado. Herring más tarde propuso una clasificación basada en los cambios radiológicos del segmento lateral de la cabeza femoral en fase de fragmentación. La clasificación del pilar lateral de Herring tiene un mayor valor pronóstico y menor variabilidad interobservador que la clasificación de Catterall y actualmente es la más utilizada.

Tabla 2.2. Clasificación de Herring.
Normal: división funcional de la cabeza del fémur en pilares lateral, central y medial
Grupo A: la altura del pilar lateral es la normal. Puede haber radio lucidez en pilares central y medial pero sin pérdida de altura del pilar lateral. Buen pronóstico
Grupo B: pérdida de altura del pilar lateral pero menor del 50% de su altura normal. El segmento central puede estar más hundido
Grupo C: el colapso del pilar lateral es superior al 50% de su altura normal. Los pilares central y medial pueden haber perdido su altura normal pero en menor grado que el pilar lateral. Mal pronóstico

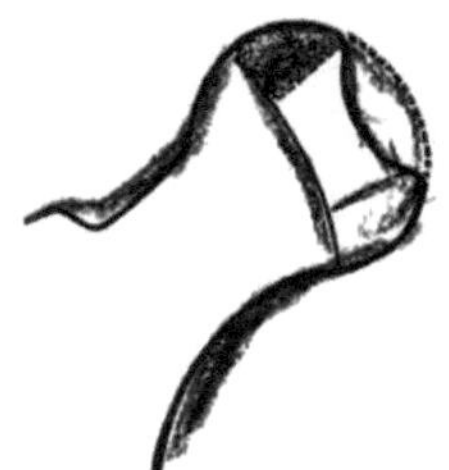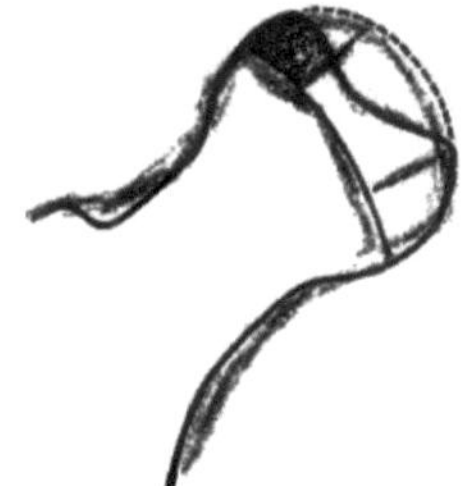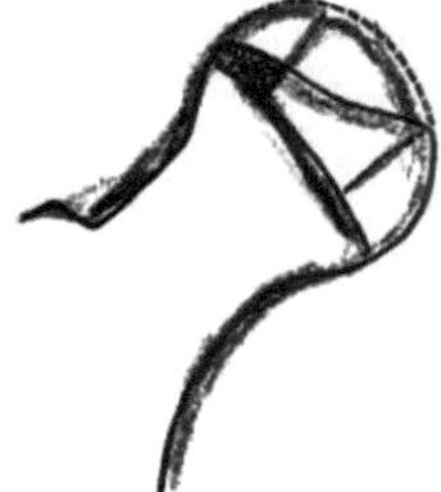

Imagen 2.3. Clasificación de Herring.

- Ecografía: útil en la valoración inicial del proceso y para valorar si existe o no sinovitis.
- Gammagrafía con tecnecio-99: nos permite el diagnóstico precoz antes de que aparezcan cambios radiológicos. También es capaz de valorar durante el proceso evolutivo el grado de revascularización de la cabeza femoral.
- Resonancia magnética: al igual que la gammagrafía, permite el diagnóstico precoz del proceso, es decir, antes de que la radiografía convencional muestre alteraciones, con la ventaja de que proporciona importante información de la forma de la cabeza y del acetábulo y el grado de congruencia entre ambos.

- Tomografía computarizada: no se utiliza de forma sistemática, si bien puede ser de utilidad en el estudio de la extensión de la afectación ósea y de la estructura tridimensional de la cadera.

Tratamiento

Los objetivos del tratamiento se pueden resumir en tres fundamentales:

- Alivio de la sintomatología.
- Conservación de la movilidad articular.
- Contención de la cabeza femoral dentro del acetábulo.

La mayoría de los pacientes no necesitarán tratamiento específico. Sin embargo, hay casos más complicados que otros, por lo que el seguimiento evolutivo clínico y radiológico es esencial.

Se llevará a cabo un tratamiento sintomático en los siguientes pacientes:

- Grupo A.
- Grupo B menores de 6 años.

El tratamiento consistirá en el control del dolor con analgesia habitual y restricción de la actividad, pudiendo realizar reposo en cama en aquellos periodos más sintomáticos.

En cuanto al segundo objetivo del tratamiento, la rehabilitación podrá ser de ayuda en tanto que mejora la flexibilidad de los aductores al tratarse de pacientes con limitación en la abducción.

Por último, para conseguir la contención de la cabeza femoral, se podrán usar varios ortesis que mantienen las caderas en abducción y dentro del acetábulo.

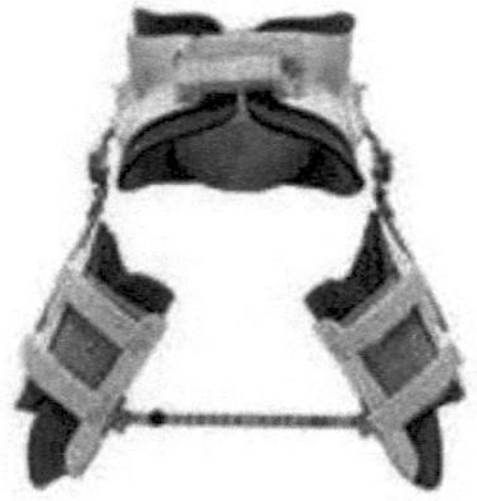

Imagen 2.4. Ortesis de abducción.

En cuanto al tratamiento quirúrgico, las indicaciones serían:

- Grupo B mayores de 6 años.
- Grupo C.

La técnica más utilizada para mejorar la contención de la cabeza femoral, es la osteotomía varizante de fémur

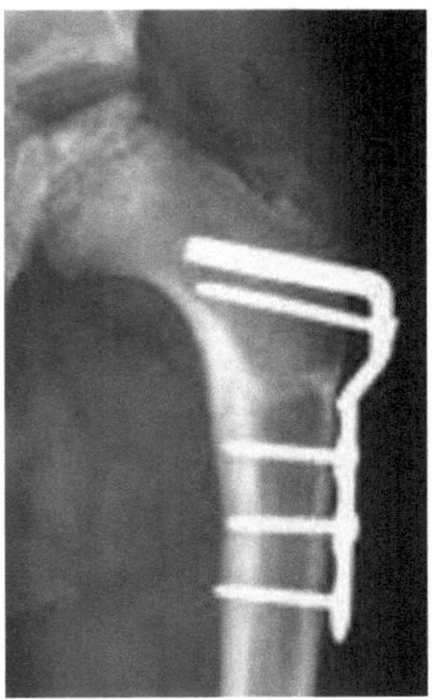

Imagen 2.5. Osteotomía femoral varizante.

Para aquellos casos en los que se ha producido una cadera en bisagra por subluxación lateral de la cabeza femoral será de utilidad una osteotomía valguizante de fémur.

Si se ha producido un sobrecrecimiento del trocánter mayor, se podrá hacer una transposición más distal del mismo.

Otras técnicas: osteotomía de Salter, Pemberton, Dega y Chiari.

Se ha observado que en pacientes del grupo B o B/C, la tenotomía de aductores seguida de una ortesis de abducción y rehabilitación, obtiene un resultado similar a una osteotomía varizante de fémur.

Pronóstico

- Edad: si el paciente tiene menos de 6 años en el momento del diagnóstico, el resultado será presumiblemente bueno.

- Pérdida del balance articular: mal resultado.

- Grupo B o C de Herring: pronóstico intermedio y malo, respectivamente.

REFERENCIAS BIBLIOGRÁFICAS

- R. Frías Austria. Legg-Calvé-Perthes disease. Acta Ortop Mex, 23 (2009), pp. 172-81.

- Koo KH, Kim R, Ko GH, et al. Preventing collapse in early osteonecrosis of the femoral head. A randomised clinical trial of core decompression. J Bone Joint Surg Br 1995; 77:870.

- Min BW, Song KS, Cho CH, et al. Untreated asymptomatic hips in patients with osteonecrosis of the femoral head. Clin Orthop Relat Res 2008; 466:1087.

- A. Atanda Jr., S.A. Shah, K. O'Brien. Osteochondrosis: common causes of pain in growing bones. Am Fam Physician, 83 (2011), pp. 285-291

- M. Cruz. Tratado de Pediatría. Vol II. 5.a ed., Espaxs, (1983),

- M.T. Muñoz Calvo, M.I. Hidalgo Vicario, J. Clemente Pollán. Pediatría extrahospitalaria. Fundamentos Clínicos Para Atención Primaria. 4.a ed., Ergon, (2008).

- D.S. Lee, S.T. Jung, K.H. Kim, J.J. Lee. Prognostic value of modified lateral pillar classification in Legg-Calvé-Perthes disease. Clin Orthop Surg, 1 (2009), pp. 222-229.

- A. Catterall. The natural history of Perthes' disease. J Bone Joint Surg Br, 53 (1971), pp. 37-53.

- J.A. Herring, J.B. Neustadt, J.J. Williams, J.S. Early, R.H. Browne.The lateral pillar classification of Legg-Calvé-Perthes disease.

- S.D. Stulberg, D.R. Cooperman, R. Wallensten. The natural history of Legg Calvé Perthes disease. J Bone Joint Surg Am, 63 (1981), pp. 1095-1108.

- I.H. Choi, W.J. Yoo, T.J. Cho, H.J. Moon. Principles of treatment in late stages of perthes disease. Orthop Clin North Am, 42 (2011), pp. 341-348.

- E. Onishi, N. Ikeda, T. Ueo. Degenerative osteoarthritis after Perthes' disease: a 36-year follow-up. Arch Orthop Trauma Surg, 131 (2011), pp. 701-707.

- M.P. McAndrew, S.L. Weinstein. A long-term follow-up of Legg-Calvé-Perthes disease. J Bone Joint Surg Am, 66 (1984), pp. 860-869.

- González-Herranz P., de la Fuente-González C., Castro-Torre M.Acta Ortop Gallega. Vol. 3, N°2, pp. 63.

- E. Segev, E. Ezra, S. Wientroub,M. Yaniv, S. Hayek, Y. Hemo. Treatment of severe late-onset Perthes' disease with soft tissue release and articulated hip distraction: revisited at skeletal maturity. J Child Orthop, 1 (2007), pp. 229-235.

- S. Sharma, S. Shewale, M. Sibinski, D.A. Sherlock. Legg-Calvé-Perthes disease affecting children less than eight years of age: a paired outcome study. Int Orthop, 33 (2009), pp. 231-235.

- Delgado Martínez AD. Cirugía ortopédica y traumatología. 4ª ed. España: Panamericana; 2018.

CAPÍTULO 3

SINOVITIS TRANSITORIA DE CADERA

Introducción

La sinovitis transitoria es la causa más frecuente no traumática de cojera y dolor de cadera en la infancia. Se caracteriza por dolor con limitación de la movilidad articular. Se produce por una inflamación a nivel de la membrana sinovial con discreto aumento del líquido articular. Ocurre sobre todo en edad escolar, el tratamiento es conservador, suele ser autolimitada y resolverse en pocos días o semanas.

Epidemiología

La incidencia es alta aunque algunos autores creen que es un proceso sobrediagnosticado. Es más frecuente en varones con un ratio 2:1, afecta a pacientes entre los 3 y 10 años y lo hace, generalmente, de forma unilateral, sin predominio derecho o izquierdo. Puede afectar a ambas caderas en el 5% de los casos.

Etiología

A pesar de la frecuencia de la sinovitis transitoria la etiología es desconocida. Se debe al aumento de líquido en el espacio sinovial.

Se asocia clásicamente antecedente de infección viral respiratoria y gastrointestinal. En una serie de casos estudiada hasta un 50 % de los pacientes presentaba el antecedente de catarro o infección de vías altas. También se relaciona con traumatismo previo (15%) y mecanismo alérgico (15%).

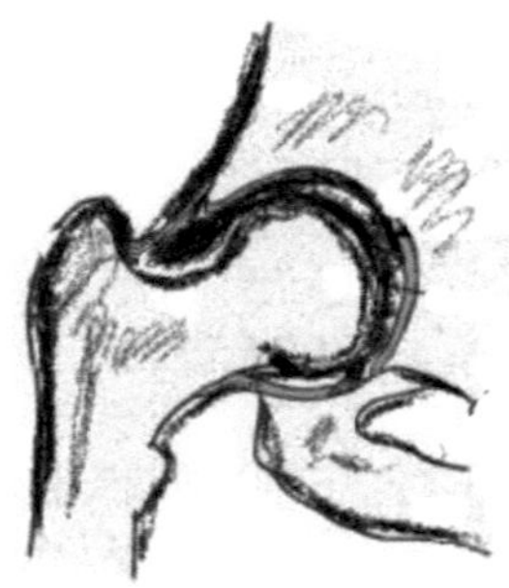

Imagen 3.1. Representación anatómica de la cadera.

Clínica

Se caracteriza por dolor de intensidad variable en la ingle, en ocasiones irradiado al muslo y la rodilla ipsilateral. Cursa con cojera y rechazo de la deambulación. Se afecta sobre todo la rotación interna aunque de alguna manera todos los movimientos articulares (flexión, abducción, rotación externa) están límitados y son dolorosos. Se puede realizar la maniobra de FABER (flexión, abducción, rotación externa) para poner de manifiesto la inflamación articular.

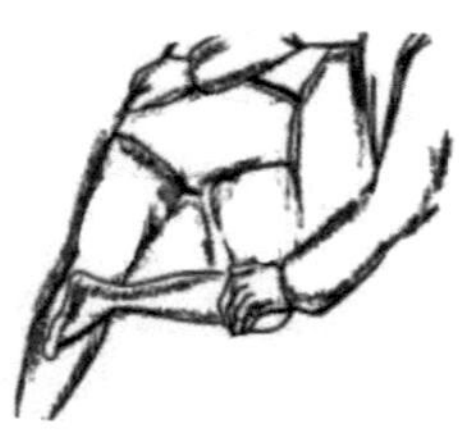

Imagen 3.2. Maniobra de FABER: estabilizando la pelvis con una mano, se coloca la articulación de la cadera contralateral en flexión, abducción y rotación externa (con la rodilla flexionada se apoya el pie en la rodilla contralateral). En el caso de que haya una inflamación, la presión sobre la rodilla producirá dolor sobre la articulación sacroilíca.

El estado general es bueno y no asocia fiebre, salvo que se acompañe de un proceso infeccioso respiratorio, que con cierta frecuencia le precede. Esto nos obliga a la realización de pruebas complementarias para el diagnóstico diferencial. El dolor suele desaparecer a lo largo de días o semanas. Existe un porcentaje de recurrencia de hasta un 15 %.

Pruebas complementarias

El diagnóstico de sinovitis transitoria es de exclusión por lo que las pruebas complementarias se usarán para despistaje de otros procesos que producen dolor de cadera que se explican en este manual. La radiografía simple excluye procesos ortopédicos y permite al diagnóstico diferencial, entre otras, con epifisiolisis o enfermedad de Legg-Calvé-Perthes. La ecografía articular es una herrmienta eficaz para valorar el derrame articular y guiar la punción articular en caso de que sea necesaria para descartar artritis séptica. El diagnóstico diferencial con artritis séptica se realizará en base a la combinación de critérios clínicos, analíticos y de imagen, no siendo suficiente la ecografía para el diagnóstico diferencial.

Tratamiento

Se trata de un cuadro autolimitada, resolviéndose generalmente en menos de una semana. Se suele aconsejar reposo en cama, mejorando rápidamente del dolor.

No es necesario administrar antibióticos.

Es preciso reevaluar al paciente a la semana. Si existe persistencia de los síntomas más de una semana será necesario realizar una radiografía para descartar la enfermedad de Perthes.

Pronóstico

Casi la totalidad de los casos se acaban resolviendo en menos de un mes, aunque las recidivas son generalmente frecuentes.

También, es frecuente que acontezca una enfermedad de Perthes una vez resuelto el cuadro.

REFERENCIAS BIBLIOGRÁFICAS

- Peter A Nigrovic, MD. Approach to hip pain in childhoo. Uptodate. 2021.
- Bou Torrent R. Exploración del aparato locomotor: exploración osteoarticular y muscular. En píldoras formativas. Continuum 2016. Disponible en http://continuum.aeped.es. 27 abril 2016.
- Merino R. Diferenciación de sinovitis transitoria y artritis séptica de cadera con criterios clínicos y ecográficos. An Pediatr (Barc). 2010;73(4):189–19.
- Haueisen DC, Weiner DS, Weiner SD. The characterization of "transient synovitis of the hip in children. J Pediatr Orthop. 1986;6(1):11.
- Delgado Martínez AD. Cirugía ortopédica y traumatología. 4ª ed. España: Panamericana; 2018.
- Schünke M, Schulte E, Schumacher U, Voll M, Wesker K. Prometheus texto y atlas de anatomía. Vol 2. 1ª ed. España: Panamericana; 2005.

Introducción

Las infecciones osteoarticulares pueden manifestarse a nivel del hueso o a nivel de la articulación. En este manual se abordará específicamente la artritis séptica de cadera dentro del diagnóstico diferencial de cadera dolorosa. La artritis séptica es la infección aguda bacteriana del espacio articular, aunque en algunas ocasiones también pueden estar ocasionadas por hongos y virus. El diagnóstico y tratamiento precoz es fundamental en la edad pediátrica para evitar alteraciones del desarrollo óseo e incapacidad de los pacientes a largo plazo.

Epidemiología

En los países desarrollados la incidencia de artritis es baja, en torno a 4 casos por cada 100.000 niños. Se trata de una patología más frecuente en la infancia que en la edad adulta y se presenta sobre todo en menores de 5 años. La artritis de cadera representa hasta un 30% de los casos de infección articular. Existe un discreto predominio en varones. Suele presentarse de forma unifocal o unilateral. Las formas multifocales se producen en pacientes con patología previa, inmunodeficiencia, infecciones por gérmenes resistentes (Staphylococcus aureus meticilin resistente) o en recién nacidos.

Etiología

El microorganismo más frecuentemente implicado en la infección es el *Staphylococcus aureus*. En España el 90% de las infecciones osteoarticulares en niños son causadas por *Staphylocuccus aureus sensible* aunque se han de tener en cuenta las resistencias locales para la elección del tratamiento antibiótico. En los menores de 4 años toma protagonismo *Kingella kingae*. En la tabla adjunta se exponen los principales microorganismos causales de infecciones osteoarticulares. Existen otros microorganismos asociados a diferentes factores de riesgo (ver tabla 2).

No obstante, la rentabilidad de pruebas microbiológicas en la artritis séptica es limitada. No es infrecuente que las infecciones osteoarticulares se acompañen de cultivos negativos, sobre todo en el caso de *Kingella kingae*, un bacilo gram negativo que tiene mal crecimiento en medio de cultivo convencional.

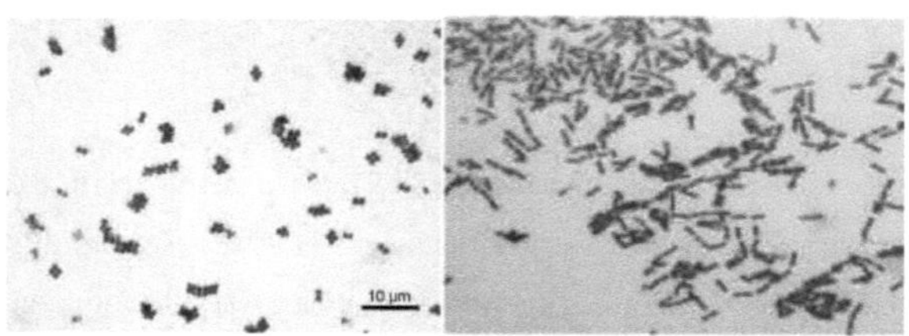

Imagen 4.1. Staphylococcus aureus (izquierda) y Kingella Kingae (derecha).

Tabla 4.1. Microorganismos más frecuentes causantes de artritis séptica según edad.	
Menores de 3 meses	**Staphylococcus aureus** *Streptococcus agalactiae* *Enterobacterias (Escherichia coli)* *Haemophilus influenzae (no vacunados)*
3 meses - 5 años	**Staphylococcus aureus** **Kingella kingae** *Streptococcus pyogenes*
Mayores de 5 años	**Staphylococcus aureus** *Streptococcus pyogenes* *Neisseria gonorrhoeae*

En la mayoría de los casos la diseminación se produce por vía hematógena. Los gérmenes colonizan orofaringe y son capaces de entrar en el torrente sanguíneo a través de la mucosa dañada hasta la zona articular. La invasión bacterana produce una respuesta inflamatoria aguda con liberación de citoquinas (IL 1,IL 6), migración leucocitaria y destrucción matriz del cartílago articular. En la cadera se manifiesta con un acúmulo de pus, aumento de la presión, colapso vascular y necrosis avascular de la articulación.

En otros casos la infección articular se produce diractamente por inoculación (fracturas abiertas, heridas penetrantes, artroscopias o inyección intraarticular de medicamentos), por contiguidad o infección de tejidos adyacentes o por propagación de osteomielitis.

Tabla 4.2. Microorganismo frecuentes según factores de riesgo asociados.	
Factor de riesgo	**Microorganismo**
Recién nacido con catéteres intravasculares	*Cándida*
Viajes y contactos con enfermos	*Mycobacterium tuberculosis*
Exposición a garrapatas infectadas	*Borrelia burgdorferi*
Exposición a ratas	*Streptobacillus, Spirillum minus*
Infecciones virales	*Rubéola, parvovirus B19, varicela zoster, hepatitis B*
Viajeros a zonas endémicas, inmunocompetentes o inmunodeprimidos	*Mycobacterium tuberculosis, Coccidioides immitis, Blastomyces, Histoplasma capsulatum, Cryptococcus neoformans*

Clínica

Se presenta con síntomas generales a veces algo inespecíficos sobre todo en los recién nacidos y lactantes pequeños. Algunos de estos síntomas son irritabilidad, malestar general, dolor abdominal o rechazo de la toma. No siempre aparece fiebre, aunque está presente en el 70% de los pacientes. Al tratarse de una artritis profunda es raro que encontremos signos de inflamación local (tumefacción y calor) y más frecuentemente los pacientes con artritis de cadera presentan cojera y dolor a nivel de la cadera o referido en muslo, ingle o rodilla. Existe una limitación de la movilidad articular, sobre todo de la rotación interna y, en ocasiones, postura antiálgica de la articulación. Hasta un tercio de los pacientes refieren antecedente traumático previo por lo que la historia de traumatismo no descarta la existencia de infección.

Pruebas complementarias

- Analítica sanguínea: En todos los pacientes que presenten clínica compatible o de sospecha de artritis séptica solicitaremos un hemograma donde puede aparecer leucocitosis con neutrofilia. Se ha de solicitar velocidad de sedimentación globular (VSG) y proteína C reactiva (PCR) que estarán aumentadas en la mayoría de los casos. La PCR va a ser importante para el seguimiento y monitorización de los pacientes con artritis séptica puesto que su normalización es temprana (más incluso que la VSG) y nos va a permitir tomar decisiones en cuanto a la vía de administración antibiótica y el alta hospitalaria. La procalcitonina comienza a postularse como una herramienta fundamental pues permanece baja en los brotes de actividad inflamatoria y ascensos superiores a 0.5 ng/ml se correlacionan con la existencia de infección bacteriana con adecuada especificidad y buen valor predictivo positivo.

- Hemocultivo: Tiene baja rentabilidad diagnóstica pero ha de solicitarse siempre que nos encontremos ante un paciente con una infección osteoarticular.

- Análisis del líquido articular: Debe realizarse análisis del líquido articular en todos los casos en que se sospeche artritis séptica. La linfocitosis (>50000 células /mm2) con predominio de polimorfonucleares (>90%) o disminución de las glucosa (< 50% de la glucosa plasmática) orientarán al diagnóstico de artritis de naturaleza infecciosa (ver tabla 3). La tinción de gram puede ser útil. Debe cultivarse el líquido articular aunque un resultado negativo no descarta etiología séptica. La reacción en cadera de la polimerasa para el cultivo de líquido articular puede detectar aquellas bacterias que tienen difícil crecimiento en cultivos convencionales, como es el caso de *Kingella kingae*.

Tabla 4.3. Valores de normalidad y patología en el líquido articular.				
Líquido articular	**Normal**	**Séptico**	**Inflamatorio**	**Traumático**
Color	Claro	Turbio	+/-	+/-
Linfocitos/mm3	<200	>50.000	20.000-50.000	10.000-25.000
Neutrófilos%	< 25	>90	50-80	10-30
Glucosa mg/ml	80-100	<20	20-50	>50
Formación de coágulo	Bueno	Pobre	Pobre	Bueno

Pruebas de imagen

- Radiografía de cadera: está recomendada y es útil para descartar otras posibles causas del dolor, sobre todo procesos tumorales y fracturas. Inicialmente tiene una baja sensibilidad para el diagnóstico de artritis séptica aunque a veces se evidencia un aumento del espacio articular y de partes blandas.

- Ecografía de cadera: es muy útil para detectar líquido articular aunque no para diferenciar etiología.

- Resonancia magnética: se reserva para aquellos casos con evolución tórpida o complicaciones por su menor disponibilidad y necesidad de sedación anestésica. Tiene una alta sensibilidad y especificidad diagnóstica.

- Gammagrafía osea: útil en presentaciones multifocales.

Tratamiento médico: antibioterapia

En el documento de consenso elaborado por las sociedades de infectología, reumatología y ortopedia pediátricas se expone la antibioterapia empírica de elección según edad del paciente, factores de riesgo y resistencias locales. Todos los pacientes con artritis deben ser ingresados para iniciar tratamiento intravenoso empírico precoz tras la obtención de muestras para cultivo. El antibiótico debe cubrir los gérmenes más frecuentes como son *Staphylococcus Aureus* sensible, *Streptococcus pyogenes* y *Kingella Kingae* (en pacientes menores de 5 años), atendiendo a la sospecha clínica y cobertura vacunal de cada paciente. Los antibióticos más utilizados en artritis séptica pediátrica serán cefazolina, cloxacilina y clindamicina.

Existe una tendencia a la simplificación del tratamiento antibiótico tanto intravenoso como oral en pacientes con artritis no complicadas. Como adelantábamos, la monitorización de la proteína C reactiva (PCR) es útil para decidir el paso de vía intravenosa a oral e incluso el momento del alta. El tratamiento puede pasar a vía oral cuando se cumplan las siguientes circunstancias: el niño esté afebril y los síntomas y signos de inflamación estén en remisión, se haya normalizado la PCR o disminuido un 30 % con respecto a la inicial, que sea capaz de tolerar la medicación oral, que exista una antibiótico adecuado para el tratamiento oral, además de que el medio familiar garantice el cumplimiento terapéutico y los controles ambulatorios que será necesario realizar hasta la curación. En casos no complicados, se puede mantener tratamiento intravenosos entre 7-10 días, aunque ya hay series de casos con periodos cortos de 2-4 días. Los menores de 3 meses o aquellos casos con gérmenes resistentes suelen precisar más tiempo de tratamiento intravenoso,aunque individualizado, de hasta 10-14 días.

Con respecto a la elección del antibiótico, el consenso establece la pauta empírica más adecuada en cada franja etaria:

- En niños menores de 3 meses: la cobertura de *Staphylococcus aureus, Streptococcus agalactiae y Escherichia coli* se hará con cloxacilina + cefotaxima/gentamicina.

- De los 3 meses a los 5 años: donde los gérmenes más frecuentes son *Staphylococcus aureus, Kingella kingae* y *Streptococcus pyogenes* se propone el uso de cefuroxima en monoterapia o cloxacilina y cefotaxima. De esta manera se asegura la cobertura frente *Kingella kingae.*

- En niños mayores de 5 años: se usará monoterapia con cloxacilina o cefazolina que presentan buena actividad bactericida frente *Staphylococcus aureus sensible y Streptococcus pyogenes.*

En aquellas localizaciones donde la tasa de resistencias de Staphylocuccus aureus sea mayor al 10 % o en aquellos pacientes que procedan de áreas con porcentajes elevados de resistencias debe utilizarse la cobertura apropiada para esta bacteria con clindamicina y vancomicina, además de un betalactámico como cefotaxima para cubrir *Kingella Kingae* en menores de 5 años.

Tabla 4.4. Antibioterapia según franja etaria.	
< 3 meses	Cloxacilina + cefotaxima/gentamicina
3 meses - 5 años	Cefuroxima en monoterapia ó cloxacilina + cefotaxima Alternativa: Amoxicilina/clavulánico Alternativa > 2 años sin sospecha de *S. pneumoniae*: cefazolina o cloxacilina
5 años	Cefazolina o cloxacilina
Adolescente (si se sospecha Neisseria gonorrhoeae)	Penicilina G 25.000 U/kg/6h IV o ceftriaxona IV /IM

Tratamiento quirúrgico

El objetivo es drenar el material purulento y bajar la carga bacteriana del líquido articular, ya que existen bacterias que son capaces de destruir en cartílago articular en horas. Se puede realizar a través de varios métodos:

A) Artrocentesis repetidas junto con el lavado, cada 24-48h.

B) Artroscopia / Artrotomía.

Tiene la ventaja de poder visualizar toda la cadera, así como poder realizar un desbridamiento y toma de cultivos intraoperatorios para estudio de antibiograma.

Se puede indicar de entrada en una artrocentesis que no evoluciona adecuadamente tras varios intentos. También, es sumamente efectiva en los casos en los que se ha comprometido el estado general del paciente.

Pronóstico

- Retraso en el diagnóstico y tratamiento: artrosis secundaria.
- La cadera presenta un peor pronóstico.
- Los menores de 1 año presentan peor pronóstico.
- Asociación con osteomielitis.

REFERENCIAS BIBLIOGRÁFICAS

- Saavedra-Lozano J, Calvo C, Huguet Carol R, Rodrigo C, Núñez E, Pérez C, et al. Documento de consenso SEIP- SERPE- SEOP sobre etiopatogenia y diagnóstico de la osteomielitis aguda y artritis séptica no complicadas. An Pediatr. 2015
- Dodwell ER. Osteomyelitis and septic arthritis in children: current concepts. Curr Opin Pediatr. 2013;25:58–63.
- Molina Amores C, Agúndez Reigosa B, Sentchordi Montsané L. Artritis séptica (v.1/2010). Guía-ABE. Infecciones en Pediatría. Disponible en http://www.guia-abe.es.
- Delgado Martínez AD. Cirugía ortopédica y traumatología. 4ª ed. España: Panamericana; 2018.

CAPÍTULO 5

EPIFISIOLISIS DE LA CABEZA FEMORAL

Introducción

La epifisiolisis de la cabeza femoral es la patología de cadera más frecuente en adolescentes. Se presenta más en prepúberes de entre 11 y 13 años y se manifiesta como cojera o dolor referido en rodilla, ingle o muslo de instauración brusca. Es típica su presentación en pacientes con sobrepeso.

Se produce por el deslizamiento anterosuperior de la metáfisis respecto a la epífisis debido a una falta de contención en la fisis de crecimiento. La épifisis no se mueve y mantiene su posición con respecto al acetábulo. A veces el desplazamiento se realiza hacia posteroinferior, en este caso se denomina epifisiolísis de la cabeza femoral en valgo.

El diagnóstico es clínico y radiológico. Se ha de realizar siempre proyección axial y anteroposterior. Es una urgencia traumatológica y el tratamiento es quirurgico mediante fijación con tornillo.

Epidemiología

La incidencia de la epifisiolisis de la cabeza femoral es muy variable según zona geográfica de 8 a 10 casos por cada 100.000 habitantes. Se ha relacionado como factor de riesgo el mayor índice de masa corporal, estando presente la obesidad hasta en un 77 % de los pacientes con epifisiolisis de la cabeza femoral.

Se ha postulado que el riesgo de presentación bilateral es mayor en los 18 primeros meses tras el primer desplazamiento. En edades menores algunos autores recomiendan considerar la fijación de la cadera contralateral, puesto que se ha estudiado que la menor edad es un factor predictivo de afectación contralateral.

Etiología

La etiología es desconocida en la mayoría de los pacientes. Se ha descrito tres tipos de factores etiopatogénicos: biomecánicos (obesidad, traumatismos), bioquímicos (aumento de hormona de crecimiento, la testosterona que reduce la resistencia fisaria y permite el desplazamiento) y genéticos (alteraciones del colágeno tipo II). Todos estos factores combinan entre sí causando una fisis debilitada que fracasa en el mantenimiento de la articulación.

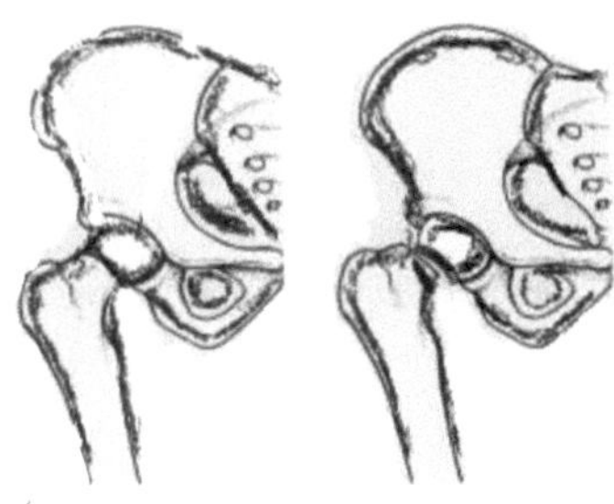

Imagen 5.1. Representación de la epifisiolisis de la cabeza femoral.

Clínica

Clínicamente se caracteriza por la presencia de dolor en región inguinal, área trocantérica, muslo o rodilla asociado a cojera y marcha con el miembro en rotación externa.

En la exploración física, es frecuente la actitud en rotación externa, limitación de la rotación interna y un movimiento de rotación externa siguiendo a la flexión pasiva de la cadera (signo de Drehmann).

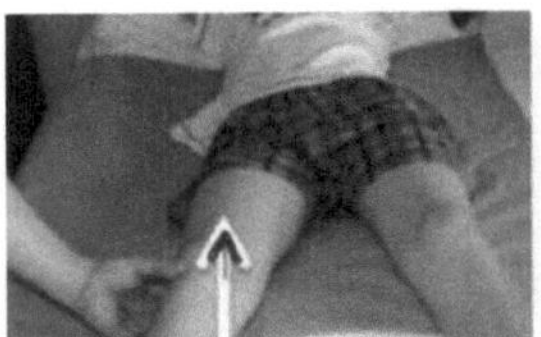
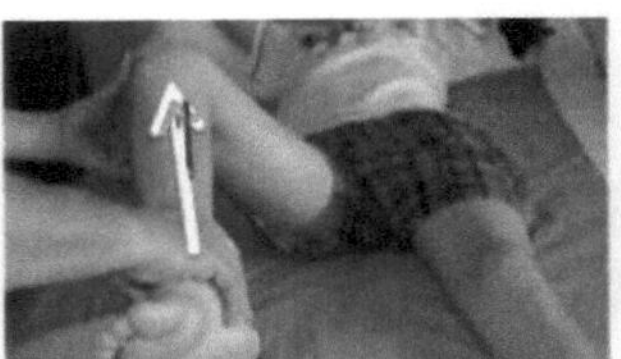
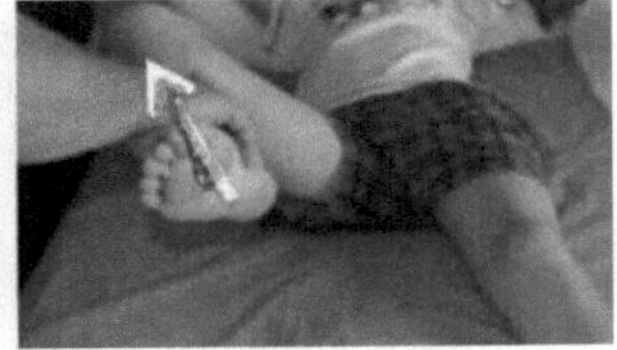

Imagen 5.2. El signo de Drehmann positivo se registra cuando la flexión pasiva de la cadera lleva a una rotación externa y a la abducción de la cadera.

La clasificación más actual se realiza atendiendo al grado de impotencia funcional, la capacidad de deambulación y la estabilidad fisaria. Se considera epifisiolisis de la cadera femoral estable si el paciente es capaz de caminar, con o sin muletas; e inestable si es incapaz de deambular ni siquiera con ellas.

Pruebas complementarias

- Radiografía: el estudio radiológico anteroposterior y axial de ambas caderas nos permitirán confirmar el diagnóstico. Es importante realizar la proyección axial que permite observar los primeros grados de deslizamiento.

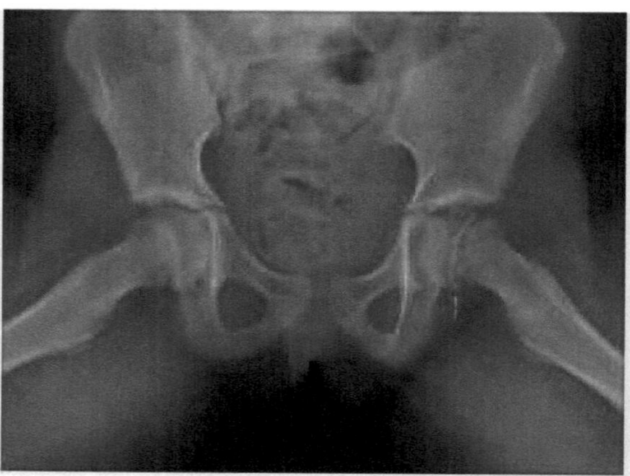

Imagen 5.3. Epifisiolisis femoral de cadera izquierda en niña de 9 años sin antecedentes personales de interés salvo obesidad. Se observa el desplazamiento anterosuperior del cuello femoral con respecto a la cabeza femoral.

El signo de Steel puede estar presente y la línea de Klein puede ayudar al diagnóstico.

- Signo de Steel: Doble densidad radiográfica creada por la epífisis que se desplaza posteriormente y se superpone a la parte medial de la metáfisis.

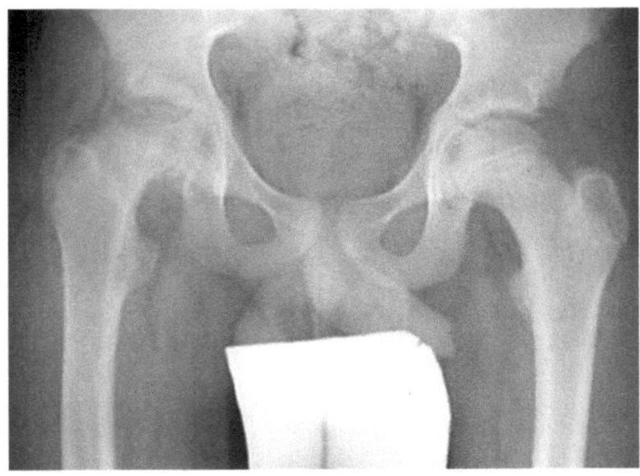

Imagen 5.4. Se aprecia doble densidad en la metáfisis (signo de Steel).

- Línea de Klein: es una línea que se traza en la parte antero-superior del cuello femoral en la proyección anteroposterior. Cuando existe epifisiolisis de la cabeza femoral la epífisis femoral queda por debajo de esta línea.

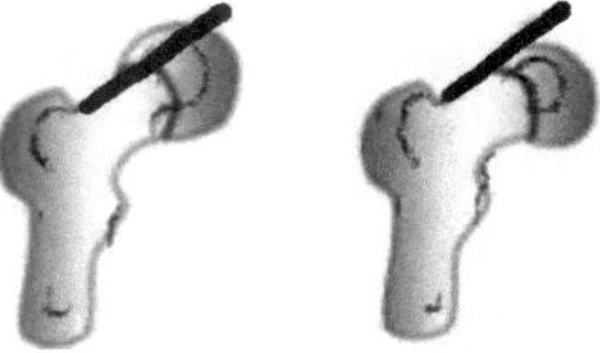

Imagen 5.5. Línea de Klein en cadera normal con respecto a cadera afecta.

Según el grado de desplazamiento de la cabeza femoral con respecto al cuello puede clasificarse en leve (<33%), moderado (33-50%) y grave (>50%). La medición es variable según el observador por lo que se utiliza el ángulo epífisis-diáfisis (Southwick) en las proyecciones anteroposterior y axial y en ambas caderas. Se traza una línea a través de la superficie fisaria de la epífisis y se dibuja un ángulo recto a partir de esa línea. A continuación se traza una línea paralela a la diáfisis del fémur. La medición del ángulo que se forma entre esta última línea y la perpendicular nos permite establecer niveles de gravedad.

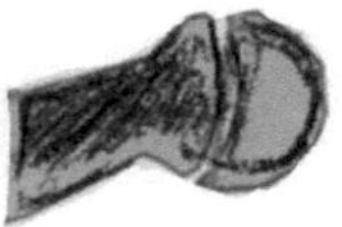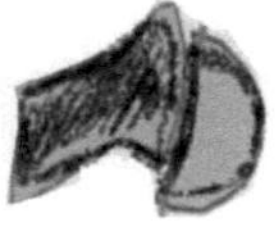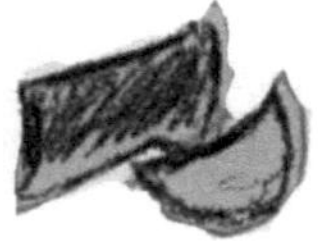

Imagen 5.6. Clasificación de la epifisiolisis de la cabeza femoral.

- Gammagrafía, resonancia magnética: pueden ayudar en el diagnóstico precoz, en caso de dudas diagnósticas.

Tratamiento

El tratamiento siempre es quirúrgico, aunque exista poco desplazamiento. En función de la estabilidad de la epifisiolisis, el tratamiento va a diferir en parte:

A) Epifisiolisis estable:

Nunca se deben realizar maniobras de reducción. Se realiza una fijación in situ de la fisis para que se fusione en esa posición.

Se emplea un único tornillo canulado de forma percutánea desde la cara anterior del cuello hasta el centro de la epífisis femoral, ya que la cabeza se ha desplazado en sentido posteroinferior.

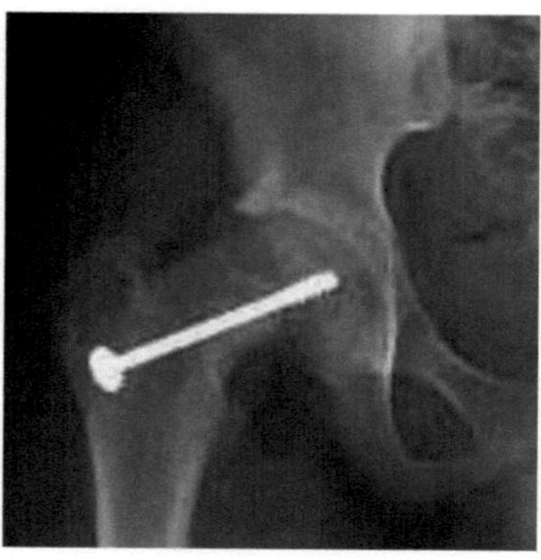

Imagen 5.7. Fijación in situ.

B) Epifisiolisis inestable:

A diferencia del caso anterior, hay que realizar una reducción previa para, a continuación, fijarlo en la nueva posición con dos tornillos canulados.

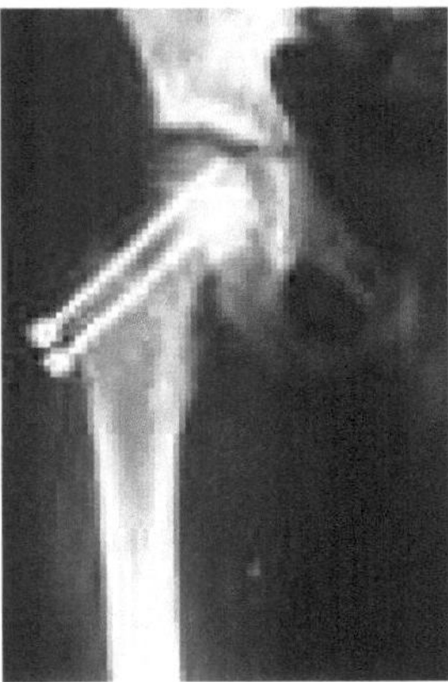

Imagen 5.8. Fijación con dos tornillos canulados.

La osteotomía biplanar de Soutwick se realiza a nivel subtrocantéreo en los casos de deformidades de la cabeza femoral; aumenta el riesgo de condrólisis, pero no de necrosis.

La técnica de Dunn consiste en una luxación quirúrgica de la cabeza femoral en la que se elimina la fisis femoral residual y se procede a una reducción concéntrica de la cabeza femoral, para fijarlo a continuación con dos tornillos igualmente. Esta técnica sí aumenta el riesgo de condrólisis y necrosis.

La fijación profiláctica de la cadera contralateral es motivo de controversia, ya que un 20% de los adolescentes padecerá una epifisiolisis de la cadera contralateral. Se ha comenzado a usar el ángulo alfa mayor de 50° para predecir un riesgo alto de epifisiolisis y, por tanto, de necesidad de fijación. El ángulo alfa se forma entre el eje del cuello femoral y la línea que pasa entre el centro de la cabeza femoral y el punto donde la cabeza pierde su esfericidad, en una radiografía axial. También se suele llevar a cabo en aquellas epifisiolisis atípicas como en el hipotiroidismo, y que se dan en edades más tempranas.

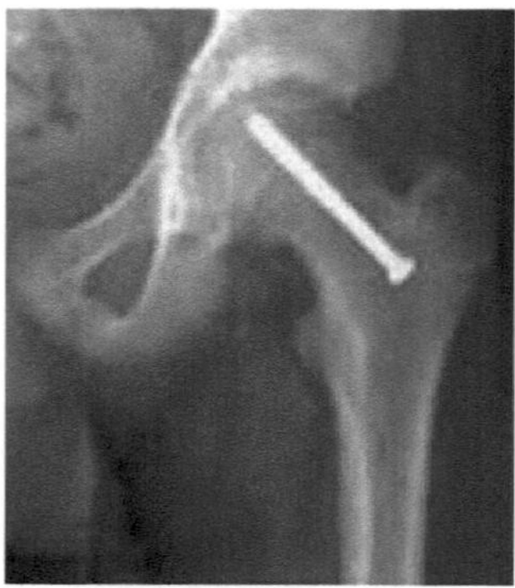

Imagen 5.9. Fijación profiláctica.

Complicaciones

- Necrosis avascular: puede alcanzar el 50% de las epifisiolisis inestables. Se asocia al empleo de más de 2 tornillos, una reducción cerrada o un desplazamiento muy intenso.

- Condrólisis: se debe a un aumento de la presión del líquido sinovial o disminución en su cantidad. Ocurre un 8% de los casos. Se asocia a una penetración de los tornillos del cartílago articular. Evoluciona rápidamente a artrosis. Hay que sospecharla ante un flexo de cadera y gran limitación en la movilidad.

REFERENCIAS BIBLIOGRÁFICAS

- Martínez Álvares, S; Martinez Gonzalez, C; Miranda Gorozar, C; Abril, J.C y Epeldegui, T. Epifisiolisis de la cabeza femoral. Revista Española de Cirugía Ortopédica y Traumatología. 2012
- Alonso Hernandez, José. Evaluación del niño con cojera. Pediatr Integral 2014; XVIII(7): 456-67.
- Méndez Varela, M; Peñalver Andrada, P. Epifisiolisis Femoral Proximal. Capítulo 122
- Delgado Martínez AD. Cirugía ortopédica y traumatología. 4ª ed. España: Panamericana; 2018.

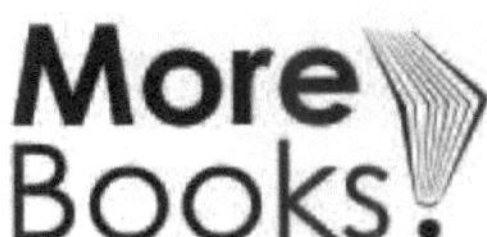

More Books!

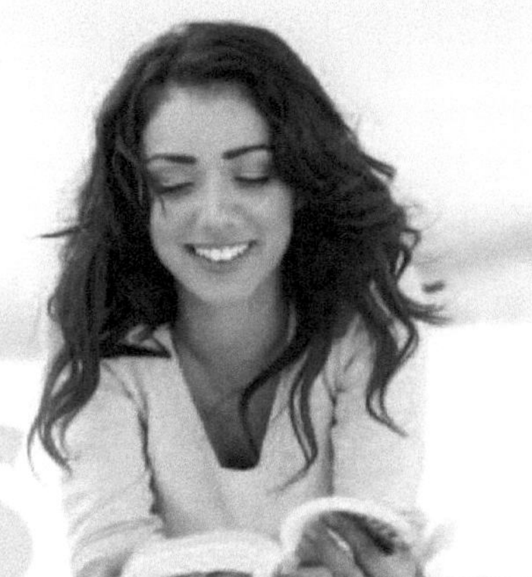

yes I want morebooks!

Buy your books fast and straightforward online - at one of world's fastest growing online book stores! Environmentally sound due to Print-on-Demand technologies.

Buy your books online at
www.morebooks.shop

¡Compre sus libros rápido y directo en internet, en una de las librerías en línea con mayor crecimiento en el mundo! Producción que protege el medio ambiente a través de las tecnologías de impresión bajo demanda.

Compre sus libros online en
www.morebooks.shop

KS OmniScriptum Publishing
Brivibas gatve 197
LV-1039 Riga, Latvia
Telefax: +371 686 204 55

info@omniscriptum.com
www.omniscriptum.com

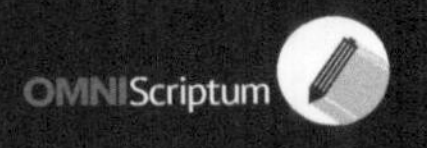

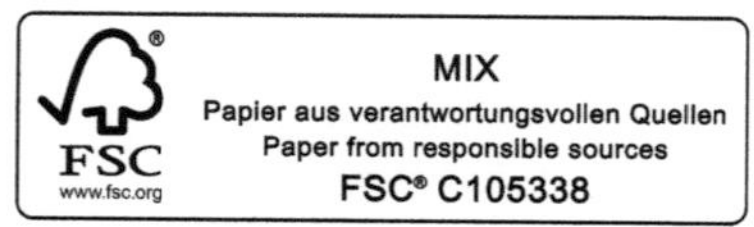

Printed by Books on Demand GmbH, Norderstedt / Germany